www.ingramcontent.com/pod-product-compliance
Lightning Source LLC
Chambersburg PA
CBHW051309220526
45468CB00004B/1275
* 9 7 8 1 7 9 5 4 3 7 0 2 8 *